DES

ABCÈS SOUS-PÉRIOSTIQUES

D'ORIGINE TRAUMATIQUE

chez l'enfant et l'adolescent

PAR

Pierre OLIVIER

DOCTEUR EN MÉDECINE DE LA FACULTÉ DE PARIS.

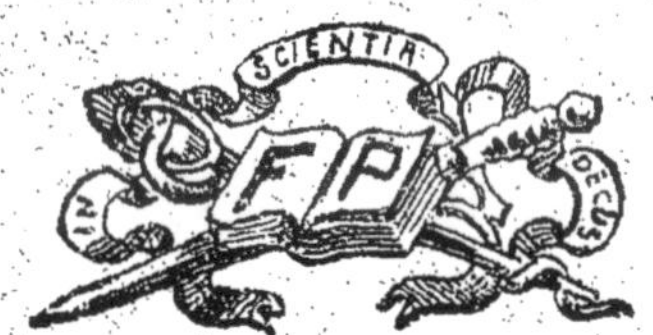

PARIS

F. PICHON, IMPRIMEUR-LIBRAIRE,

14, RUE CUJAS, ET 17, RUE VICTOR-COUSIN.

1879

DES

ABCÈS SOUS - PÉRIOSTIQUES

DES

ABCÈS SOUS - PÉRIOSTIQUES

D'ORIGINE TRAUMATIQUE

chez l'enfant et l'adolescent

PAR

Pierre OLIVIER

DOCTEUR EN MÉDECINE DE LA FACULTÉ DE PARIS.

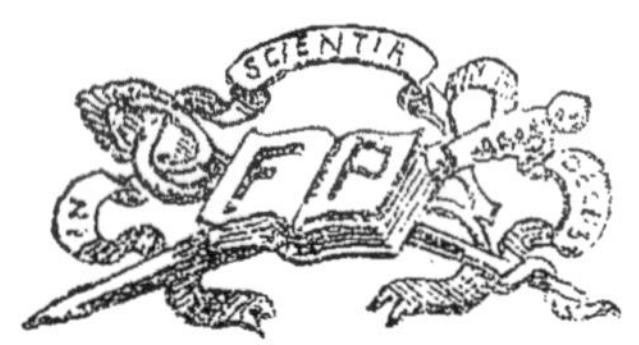

PARIS

F. PICHON, IMPRIMEUR - LIBRAIRE,

14, RUE CUJAS, ET 7, RUE VICTOR-COUSIN.

1879

A MON PÈRE — A MA MÈRE

Témoignage de profonde reconnaissance.

A MA TANTE

A TOUS MES PARENTS

A mes amis

A MON PRÉSIDENT DE THESE

M. RICHET,

OFFICIER DE LA LÉGION D'HONNEUR,
PROFESSEUR DE CLINIQUE CHIRURGICALE A LA FACULTÉ DE MÉDECINE
DE PARIS,
PRÉSIDENT DE L'ACADÉMIE DE MÉDECINE.

DES ABCÈS SOUS-PÉRIOSTIQUES

D'ORIGINE TRAUMATIQUE

CHEZ L'ENFANT ET L'ADOLESCENT

INTRODUCTION.

Les maladies du périoste n'étaient pas connues des anciens. Ignorant en effet l'existence de cette membrane qui recouvre la surface externe de l'os, ils en avaient laissé passer les maladies inaperçues, ou plutôt, les avaient confondues avec celles des autres parties constituantes du squelette. Ce n'est qu'en 1728, lorsque Boerhave publia son ouvrage intitulé : *Aphorismi de curandis et cognoscendis morbis*, que l'on parut avoir une description exacte du périoste. A partir de ce moment, la pathologie, guidée comme toujours par les découvertes anatomiques, étendit encore son domaine. Cependant d'après Follin, ce n'est qu'en 1759, que fut publié à Iéna, par Kaltschmid, le premier travail important sur les maladies du périoste. Puis vint le mémoire de Crampton.

1

Depuis lors, bien des recherches ont été faites sur ce sujet, et parmi leurs nombreux auteurs, nous citerons Maisonneuve (1), Gerdy (2), Chassaignac (3) et Gosselin (4).

Un peu plus tard, à partir de 1862, parurent aussi sur ce sujet les thèses pour le doctorat de Messieurs :

Augé : Abcès sous-périostiques aigus (1862) ;

Louvet : Périostite phlegmoneuse (1867).

Enfin, plus récemment encore, nous avons à citer et surtout à consulter les remarquables leçons cliniques faites à la charité par M. le professeur Gosselin sur l'ostéite épiphysaire aigüe des adolescents, et les importantes communications faites à la société de chirurgie par MM. Verneuil, Trélat, Berger et Lannelongue, lorsque, au mois d'avril dernier, s'engagea la discussion sur l'ostéo-myélite.

Nous n'avons pas l'intention, en commençant ce travail inaugural, d'intervenir dans la question de doctrine soulevée à cette époque. Différentes théories ont été émises et défendues à la tribune avec talent, par des voix plus autorisées que la nôtre ; et notre expérience personnelle est trop restreinte pour nous permettre d'entreprendre une tâche aussi lourde. Méditant avec prudence le précepte du poëte latin :

> *. . . . . Versate diu quid ferre recusent,*
> *Quid valeant humeri,*

nous n'avons voulu envisager qu'un seul côté de cette question si complexe, qui nous paraît avoir été un peu passé sous silence, peut-être à cause de sa bénignité, si on le compare aux accidents si souvent funestes que déterminent chez l'enfant et l'adolescent les maladies décrites par les auteurs que nous avons déjà cités. Le point de vue auquel nous nous plaçons comporte une étude de faits plus simples, soit dans leurs causes, soit dans la marche des accidents qu'ils provoquent, et nous renfermerons les diverses considérations que nous devons faire à ce sujet, sous ce titre :

Essai clinique sur les abcès sous-périostiques d'origine traumatique chez l'enfant et l'adolescent.

DIVISION DU SUJET.

Nous essayerons donc de démontrer dans ce travail les propositions suivantes : 1º A côté des maladies décrites chez l'enfant et l'adolescent sous le nom de périostite phlegmoneuse diffuse, décollements épiphysaires, ostéo-périostite épiphysaire, maladie dont la cause est intimement liée au développement des os, on peut observer des abcès sous-périostiques, d'origine traumatique. 2º Ces abcès diffèrent des maladies précédentes à plusieurs points de vue :

Ils siègent le plus souvent sur la diaphyse des os longs. Ils sont accompagnés d'un appareil symptômatique bien moins grave. Ils se terminent par la guérison sans provoquer de décollement épiphysaire, n'amenant que peu ou point de nécrose d'un point limité de l'os, qui ne sera pas pour cela gêné dans son développement.

Enfin, après avoir donné quelques observations, nous étudierons le traitement de cette affection.

STRUCTURE DU PÉRIOSTE ET ANATOMIE PATHOLOGIQUE.

Avant de commencer l'étude d'une maladie, il

est bon de savoir sur quel terrain elle se déve-loppe. Nous avons donc pensé qu'il était ration-nel de donner d'abord quelques détails sur la structure du périoste. Ce n'est certes pas ici le lieu d'entreprendre une description complète de cette membrâne. Nous ne pourrions mieux faire, du reste, pour cela que de renvoyer à l'excellente étude qui en a été faite par M. le professeur Sap-pey dans son traité d'anatomie descriptive. Nous rappellerons seulement qu'on y trouve un tissu propre composé de deux éléments : 1° des fibres de tissu conjonctif; 2° des fibres élastiques ; des nerfs, très nombreux, qui se portent au tissu osseux et surtout à la moëlle, enfin des vaisseaux, en quantité plus considérable encore. C'est sur-tout ce réseau vasculaire qui doit fixer notre attention. Par là, en effet, débute l'inflammation plus ou moins circonscrite qui se terminera par l'abcès sous-périostique ; c'est par là aussi que cette inflammation, gagnant de proche en proche, se portera jusque dans le tissu osseux et détermi-nera la carie superficielle de l'os, ou bien, après la destruction des vaisseaux, étranglés par les parois résistantes des canaux qu'ils traversent, la destruction partielle de l'os par défaut d'afflux sanguin, c'est-à-dire la nécrose.

Telle est la manière dont nous concevons la formation des abscès sous-périostiques. Voyons maintenant quelles lésions ils déterminent : Nous regrettons de ne pouvoir apporter nous-même des faits vérifiés par l'autopsie. Aussi nous examinerons brièvement la face interne du périoste, la face superficielle de l'os, le contenu de la cavité produite par le décollement du périoste, en nous conformant à la description qu'en donne Follin.

Face interne du périoste.

A l'état normal, elle est blanche comme tendineuse. Ici au contraire, nous la trouvons parsemée de stries rougeâtres, injectée à certains endroits, tandis qu'à d'autres elle est épaissie par des dépôts plastiques jaunâtres, ce qui lui donne jusqu'à un certain point l'aspect de ce que l'on a décrit sous le nom de membrane pyogénique dans les abcès froids des autres régions du corps.

Surface de l'os.

Elle peut être cariée ou nécrosée, mais en général ces lésions ne sont pas aussi avancées et on observe seulement une surface raboteuse, qui ne tardera pas à bourgeonner si une intervention chirurgicale vient favoriser ce travail, et qui amènera ainsi, soit le recollement du périoste à l'os, résultat rare, nous devons l'avouer, soit la formation d'une cicatrice déprimée et adhérente à l'os.

Contenu de la poche.

On trouve quelquefois, dit Follin, du pus à la surface enflammée, ou bien la suppuration siège entre l'os et le périoste ; dans ce dernier cas, il existe un décollement plus ou moins étendu, de la membrane et souvent une nécrose. Le pus contenu dans ces abcès sous-périostiques, est le plus souvent séreux et considérablement chargé de principes gras. On y voit quelquefois de petits caillots de sang, trace d'épanchement sanguin traumatiques non résorbés.

Telle est la lésion antomique. Nous allons en étudier l'étiologie, les sympômes, la marche en les comparant à la périostite phlegmoneuse diffuse, pour montrer en quoi ces maladies diffèrent, puisque, en somme, c'est là le but que nous devons atteindre.

SYMPTÔMES. — DIAGNOSTIC.

Ils sont différents, suivant que l'abcès affecte la forme aiguë, comme dans les deux obsevations que nous empruntons à M. Berger et M. Verneuil, ou bien la forme pour ainsi dire chronique, rappelant celle des abcès froids comme dans nos deux observations personnelles.

Chassaignac avait caractérisé la première forme, au point de vue symptomatologique, à peu près dans les termes suivants :

Douleur peu considérable et n'offrant pas le caractère térébrant de l'ostéomyélite.

L'œdème douloureux qui accompagne l'abcès sous-périostique n'est pas terminé par un bourrelet analogue à celui que l'on trouve dans l'ostéomyélite.

Absence de suppuration médullaire et de complications articulaires dans l'abcès sous-périostique.

Récemment, MM. Tillaux et Marjolin ont émis l'opinion suivante :

Début inflammatoire aigu, avec absence presque complète de douleurs spontanées, absence de complications articulaires et terminaison sans nécrose.

Et M. Berger, avant de lire à la société de chirurgie l'observation que nous publions plus loin, s'exprimait ainsi :

« Les caractères différentiels sur lesquels MM. Tillaux et Marjolin ont appelé l'attention, je les ai retrouvés dans un cas récent que j'ai eu l'occasion d'observer avec M. Gosselin et qui me paraît mériter quelque attention tant à ce point de vue qu'à cause de sa marche rapide et de sa terminaison insolite. »

Nous devons cependant reconnaître que le début de la maladie ne sera pas toujours caractérisé d'une façon aussi nette et que souvent on sera dans l'impossibilité de la distinguer du début d'une ostéomyélite, d'une périostite externe ou bien de la première période de l'ostéo-périostite épiphysaire de M. Gosselin.

MM. Verneuil et Lannelongue nous disent même qu'on ne les trouvera jamais formant ainsi un groupe caractéristique d'une seule maladie : « on rencontre dans les abcès sous-périostiques tous les caractères cliniques de l'ostéomyélite et réciproquement. »

Si nous nous en rapportons à ce que nous avons vu, nous partageons absolument cette opinion. Cependant nous ferons remarquer qu'il faut toujours tenir compte du traumatisme qui aura précédé le début de la maladie qui pourra faire espérer que dans ce cas, celle-ci n'est pas liée à la prédisposition occulte, inexpliquée, mais qu'il faut bien admettre cependant, la période d'accroissement des os, et que par conséquent elle aura des conséquences moins graves. Du reste, il n'est pas d'une absolue nécessité de faire le diagnostic exact du siège de la lésion, le traitement étant le même dans tous les cas : incision dès qu'il y a fluctuation.

Quant à la seconde forme, celle qui revêt à peu près les caractères de l'abcès froid, voici, croyons-nous, comment on la reconnaîtra :

En général, ce ne sera que quinze jours ou trois semaines après le traumatisme et quelquefois plus tard, alors que toute trace de celui-ci aura disparu, que l'on sera appelé à constater l'existence de la

poche purulente. Le membre peut être augmenté
de volume dans toute sa longueur, mais en général, la tuméfaction est circonscrite, fixe, manifestement fluctuante quand l'os est superficiel ; mais
la fluctuation est plus difficile à percevoir quand
l'os est recouvert par des masses musculaires con-
sidérables comme le fémur par exemple, dans
toute sa partie moyenne. Dans ce cas, on conseille
en général, et avec raison, de saisir le membre à
pleines mains vers ses extrémités et d'exercer des
pressions alternatives,

Il n'y point de douleur spontanée et la douleur
à la pression n'est pas bien considérable, du moins
quand le pus est collecté. La tuméfaction siège
toujours au-dessus ou au-dessous d'un articulation, sans porter atteinte à l'accomplissement de
tous les mouvements. L'usage du membre est
cependant rendu impossible probablement par le
fait de certaines insertions musculaires qui peuvent
se faire dans le voisinage de la poche et qui en
ressentent une influence fâcheuse. C'est ainsi, par
exemple qu'on observe souvent la contracture du
masseter, dans les périostites du maxillaire inférieur, ce qui rend impossible l'ouverture de la
bouche, bien que l'articulation temporo-maxillaire
soit indemne.

Enfin un signe encore important dans cette
forme, c'est l'absence de phénomènes généraux,
car on ne peut pas donner ce nom à quelques légers

frissons, un peu de céphalalgie qu'éprouvera le malade tout à fait au début.

Quand, guidé par la sensation de fluctuation, on a porté l'instrument tranchant sur la partie malade, il est encore certains caractères qui peuvent aider à confirmer le diagnostic. Les gouttelettes graisseuses signalées par Chassaignac dans le pus de ces sortes d'abcès ; et puis enfin rien n'empêche d'introduire un stylet ou mieux son doigt si c'est possible, dans la cavité et de constater l'état de la surface osseuse.

Marche. — Terminaison.

Ces abcès mettent plus ou moins de temps à parcourir leur évolution ; les uns quelques mois seulement, les autres presque des années. Il est à remarquer cependant qu'ils ont toujours une tendance vers la guérison et il s'établit là un travail de réparation intéressant à étudier. M. Lannelongue, à propos de l'ostéomyélite se terminant sans nécrose en a si bien rendu compte que nous ne pouvons mieux faire que de citer ses propres paroles. « L'écoulement du pus rendu possible d'une part et le mal ne se propageant pas d'ailleurs, dit M. Lannelongue, l'affection entre dans un voie nouvelle, elle marche vers la cicatrisation. Un travail de réparation s'accomplit alors, curieux à

2

suivre dans son évolutiou, le périoste et l'os y prennent chacun leur part. Très promptement, une partie du périoste décollé reprend ses rapports par de nouvelles addhérences qui diminuent ainsi le champ de la dénudation. Puis les bords de cette membrane, confondus avec ceux des parties molles de l'incision, bourgeonnent comme les lèvres de la plaie elle-même.

L'os dénudé conserve quelque temps, deux, trois ou plusieurs jours sa coloration blanche ou grise, période d'incertitude pendant laquelle on doit craindre, redouter une nécrose. Bientôt de courtes lignes rosées, de légers points ou taches rouges se montrent par transparence sur la surface osseuse encore intacte. Des sillons, d'étroites dépressions et enfin de véritables ouvertures se découvrent plus tard à la place des points rouges. Chacune de ces dépressions laisse échapper un bourgeon charnu, isolé d'abord, uni à son voisin plus tard. Ces bourgeons grandissent, s'étalent et viennent insensiblement tendre la main à la couche granuleuse des bords de la plaie. L'os exposé est recouvert. Durant ces actes, une partie de la substance osseuse de la surface, celle par où se sont échappés les bourgeons vasculaires, a disparu, et on est encore dans la plus complète ignorance sur le mécanisme de cette résorption osseuse. Le temps nécessaire à cette cicatrisation n'est pas d'ailleurs très-long, trois semaines, un mois peu-

vent suffire ; cela dépend des dimensions de l'abcès sous-périostique, de l'étendue de la surface
osseuse exposée, de l'os atteint, de l'épaisseur de
son tissu compacte, du degré d'intensité de l'ostéomyélite et enfin des conditions générales où se
trouve le sujet.

Comparaison entre l'abcès sous-périostique trau-
matique et l'ostéomyélite, la périostite phlegmo-
neuse diffuse, l'ostéo-périostite épiphisaire.

Nous sommes absolument de l'avis de M. Verneuil, alors qu'il insistait sur la nécessité d'éta-
blir une distinction entre ces affections, et nous
pensons que, s'il est impossible de les séparer au
début, elles présentent dans la suite des caractères cliniques tirés de leur marche et de leur terminaison qui permettent de les reconnaître.

Examinons, par exemple, ce qui se passe dans
l'ostéomyélite, dans la périostite phlegmoneuse
diffuse. La maladie survient sans cause appréciable, tout au plus peut-on quelquefois l'attribuer
à la constitution strumeuse du sujet. Des frissons
internes surviennent, un retentissement profond
du côté du système nerveux se manifestant par
du délire. Des douleurs vives, un gonflement notable occupent toute l'étendue du membre affecté
en même temps qu'une rougeur plus ou moins

intense s'établit sur toute la partie malade, suivant que l'épaisseur des parties molles est plus ou moins considérable. C'est, on le voit, un ensemble typhoïde auquel le sujet peut pourtant échapper, mais il peut encore succomber par le fait d'une des complications suivantes : infection purulente, endocardite ulcéro-membraneuse, pleurésie ou péricardite purulente.

Nous allons, du reste, donner les statistiques qui ont été faites à ce sujet pour montrer la gravité de cette affection.

Le docteur Masse, dans sa thèse inaugurale soutenue en 1867 sur les abcès sous-périostiques et les phénomènes typhoïdes qui les accompagnent, donne les chiffres suivants : Sur 60 observations qu'il a pu réunir, il trouve 35 morts et 25 guéris. Il est bon de dire que parmi ces 25 guéris, aucun ne l'a été sans une mutilation plus ou moins considérable. Ainsi, ils peuvent être répartis de la façon suivante :

2, sans exfoliation appréciable ;

2, après exfoliation lamellaire ;

3, après trépanation ;

13, après élimination de sequestre de volume notable ;

5, après amputation ou désarticulation.

M. Lannelongue, à la séance du 30 avril 1879, à la Société de chirurgie, a donné des chiffres plus défavorables encore:

Sur 100 observations, il y a 70 morts et 30 guérisons. Ces 30 guérisons peuvent se répartir ainsi :

5, ont eu à subir la résection ;

5, la trépanation ;

5, l'amputation ;

15 autres ont guéri par incision ;

4 seulement sont signalées pour n'avoir pas eu
de nécrose.

Disons enfin, pour donner encore un caractère
que la périostite occupe souvent plusieurs mem-
bres à la fois : « J'ai eu l'occasion, dit Follin,
d'observer une forme assez singulière de périostite spontanée multiple chez de jeunes enfants. Il
se faisait sur différents os en même temps, au
crâne, aux maxillaires, sur l'os des bras et de l'a-
vant-bras, une sorte de poussée aiguëe de périostites multiples peu étendues. »

Nous n'irons pas plus loin dans cette voie ; ce
serait peut-être trop nous éloigner de notre sujet,
nous ne dirons rien non plus, pour montrer en
quoi l'abcès sous-périostique traumatique diffère
de la description que nous venons de donner de
l'ostéomyélite. Ce serait nous exposer à des
redites, et cela ressort de ce que nous pourrons
dire ou bien de ce que nous avons déjà traité à
l'article symptômes, marche de la maladie.

Nous allons donc donner quelques observations
relatant les faits que nous avons étudiés.

OBSERVATION I.

Hôtel-Dieu. — Service de M. le professeur ICHET,
suppléé par M. BLUM.

**Abcès sous-périostique d'origine traumatique, incision et
drainage, — guérison.**

Le nommé X... âgé de 14 ans, se présente à la
consultation, à la fin du mois de juillet 1878. Il
est accompagné de son père et vient seulement
pour demander un conseil. Mais M. Blum, jugeant
le cas intéressant, lui conseille de rentrer dans son
service, et le lendemain, voici quel fut le résultat
de l'examen.

Le malade raconte qu'à la fin du mois de mars
dernier, en traversant un bois, il heurta sa jambe
contre un petit tronc d'arbre taillé en biseau. Il
se fit une plaie à la partie externe de la jambe
gauche, vers le tiers supérieur du péroné. Elle
mesurait à peu près deux centimètres, à deux
centimètres et demi de long. Quant à la profon-
deur, il est assez difficile d'en apprécier le degré, le
malade n'ayant consulté personne à ce moment-là.

Quoi qu'il en soit, au bout de huit à dix jours,
alors que sa plaie était presque complétement
cicatrisée, X... s'aperçut que sa jambe devenait
plus douloureuse, et au bout de quelques jours il

ne pouvait marcher qu'au prix de vives souffrances. En même temps quelques légers mouvements fébriles se déclarent, il se produit des élancements vers la partie blessée du membre, un gonflement notable occupe toute la partie supérieure et externe de la jambe. La pression était douloureuse, mais la peau avait conservé sa couleur. Cet état persiste pendant quatre ou cinq jours, le médecin appelé fait appliquer des cataplasmes pendant ce temps. Enfin le 12 avril, la plaie incomplétement fermée, laisse échapper spontanément une certaine quantité de pus, que le malade évalue à deux ou trois cuillerées. Depuis cette époque, il est resté un trajet fistuleux donnant une très-petite quantité de pus. Malgré cette suppuration, le gonflement a persisté, et, après avoir diminué dans les premiers temps de cette ouverture spontanée, il a repris une marche toujours croissante, sans provoquer de douleurs bien vives, mais empêchant cependant le malade de marcher.

Il est probable qu'il y aura eu d'abord de la périostite externe et que le pus auquel le trajet fistuleux de la plaie a donné passage, venait de cette source. Mais la cause de ce gonflement persistant, indolore, est une collection purulente située sous le périoste et revêtant les caractères d'un abcès froid. Telle était du moins l'opinion probable qu'émettait M. Blum.

Voulant explorer l'os, il essaye de passer un

stylet par la fistule ; mais le trajet est étroit, si-
nueux et l'on ne peut pas arriver assez profondé-
ment. On introduit jusqu'au lendemain une tige
de laminaria et alors l'exploration de la plaie est
facile. La sonde cannelée arrive presque directe-
tement sur une poche qui n'offre aucune résis-
tance et qui, en se rompant, laisse échapper du
pus séro-sanguinolent, roussâtre. Si on pousse
un peu plus fort, on arrive sur la face externe du
péroné que l'on sent manifestement dénudé dans
une étendue de 4 à 5 centimètres environ. Le
diagnostic s'imposait de lui-même ; abcès sous-
périostique d'origine traumatique.

Profitant de la sonde déjà introduite M. Blum
fit une contre-ouverture à environ 5 centimètres
de l'ouverture du trajet fistuleux, sur la partie
externe de la jambe et il passe un tube à drainage.
Le pus s'écoule plus facilement par ce tube et
chaque jour on fait quelques injections avec de
l'eau alcoolisée.

Ce traitement aidé du repos le plus absolu sou-
lage immédiatement le malade. Au bout de huit
jours le pus est tout-à-fait crémeux, verdâtre, bien
lié. Le fond de la plaie qui était représenté avant
par la surface dénudée de l'os donne bientôt la
sensation d'une surface bourgeonnante et marchant rapidement vers la guérison.

A la fin du mois d'août, la suppuration a beau-
coup diminué ; on ne sent presque plus que le

trajet fistuleux occupé par le tube. Le malade ne souffre pas et peut marcher sans bâton. Appartenant à une famille aisée et fatigué du séjour à l'hôpital, il revient dans les environs de Paris, à la campagne où il habite. A partir de ce jour, X... pouvait être considéré comme guéri. Du reste on recommande au malade de revenir ou bien d'écrire si quelqu'accident imprévu entravait la marche de la cicatrisation complète. Nous ne l'avons point revu et nous sommes en droit de penser que la guérison s'est faite d'une façon complète et durable.

OBSERVATION II.

Hôpital Cochin. Service de M. Desprez.

Abcès sous-périostique traumatique de la cuisse droite. — Incision et drainage.

(Guérison)

T... Henri, corsetier âgé de 15 ans entre à l'hôpital le 3 décembre 1878. Aucun antécédent héréditaire à noter, aucune trace de scrofule sur lui-même, il est grand et fort pour son âge.

Il y a environ quinze jours, en voulant monter dans une voiture, notre malade heurta sa jambe contre le marchepied, et à la suite de ce traumatisme survint une ecchymose dont on peut encore voir les traces, située à la partie inférieure de la cuisse, immédiatement au-dessus de la rotule. La douleur éprouvée sur le moment ne fut pas bien vive, et il put revenir à pied chez ses parents. Mais le lendemain la douleur avait augmenté, un gonflement considérable occupait tout le genou du côté droit et la marche était presque impossible. Attribuant avec raison ces symptômes à l'accident qui lui est arrivé, notre malade se met au repos, pensant que cela seul suffirait pour le guérir. Au bout de quelques jours, en effet, il fut soulagé, le genou paraissait avoir diminué de volume, les douleurs spontanées ont complètement cessé, mais il lui est impossible d'appuyer son pied par terre. Chose étrange, ce n'est point son genou qui le gêne ; les douleurs qu'il éprouve lorsqu'il veut marcher siègent vers la partie inférieure et moyenne de la cuisse. En même temps, il s'aperçoit que celle-ci est plus volumineuse du côté opposé surtout vers le milieu. Puis la tumeur va en augmentant, sans douleur et sans changement de couleur à la peau. Enfin, 15 jours environ après l'accident, le malade se décide à entrer à l'hôpital et voici ce que l'on constate.

Impotence presque absolue de tout le membre droit, bien que les mouvements de l'articulation du genou soient conservés, lorsque le malade est dans son lit. Gonflement considérable occupant surtout la partie moyenne de la cuisse. Fluctuation manifeste à cet endroit. Absence complète de symptômes généraux graves, tels que frisson, fièvre, céphalalgie, délire, diarrhée, etc.

M. Desprez fit mettre le malade au repos, avec des applications fréquentes de cataplasmes, le 9 décembre, il se décida pour l'opération suivante. Il fit d'abord une incision, comprenant les parties molles et la poche, à la partie externe de la cuisse, vers la partie moyenne. Il s'échappa par là une grande quantité d'un pus sanguinolent, roussâtre. Il put alors constater que le bord externe, la face antérieure et le bord interne du fémur étaient dénudés dans un espace de 7 à 8 centimètres.

Il fit alors une contre-ouverture à la partie interne de la cuisse, en face de sa première incision et il passa un tube à drainage. Nous ne rendrons pas compte, jour par jour, des diverses phases de la maladie, mais à partir de ce moment l'état du malade s'est amélioré. Nous l'avons vu, en moyenne, deux fois par semaine et voici ce que nous avons observé chez lui. Quelques jours après l'ouverture de son abcès, une suppuration verdâtre, abondante, s'est établie, le membre, cependant, n'a pas sensiblement diminué de volume, et il faut arriver jusqu'au mois de février pour pouvoir constater une différence dans l'état du malade. A ce moment, la suppuration semble diminuer, mais pas d'une façon considérable cependant. On peut constater avec un stylet, que le fond de la plaie,

quoique aussi vaste qu'autrefois, est partout recouvert de bourgeons charnus.

Le travail de cicatrisation ne se fait pas cependant d'une façon rapide, et il faut arriver jusque
vers le 15 avril pour constater que l'étendue de la
plaie a à peu près diminué de moitié ; la cuisse
cependant est toujours gonflée, et la mensuration,
faite avec toutes les précautions possibles, donne
une différence de plusieurs centimètres avec celle
du côté opposé. Le malade demande instamment
à marcher et M. Desprez lui permet de se promener
avec des béquilles. A partir de ce moment, aucun
incident remarquable à noter, la guérison s'est
accomplie, et à la fin du mois de juin, nous avons
trouvé le malade marchant avec une canne, avec
une très-légère claudication, qui ne sera certai-
nement pas de longue durée. La plaie est presque
fermée, il ne reste plus que le trajet fistuleux
occupé par le tube et à l'inspection la cuisse paraît
absolument comme l'autre. Si on la mesure, on
trouve qu'elle est encore un peu plus grosse ; quand
à la longueur elle est absolument la même des
deux côtés ; malgré huit mois de suppuration, le
fémur s'est développé absolument comme celui du
côté opposé.

OBSERVATION III.

Lue à la Société de chirurgie par M. Berger et publiée dans les *bulletins* de cette Société, tome V, 1879.

Le 6 décembre 1878, j'étais consulté pour un jeune écolier de treize ans grand et lympathique, dont les antécédents de famille doivent être notés ; son père, ainsi qu'un de ses jeunes frères, ont été atteints d'une affection articulaire du genou qui, chez le père, avait laissé une ankylose fibreuse et une atrophie assez notable des masses musculaires du membre affecté. On pensait que ce jeune garçon s'était donné une entorse la veille ; il boîtait depuis le matin seulement ; la face dorsale du pied, le côté externe du coude-pied étaient le siége d'une tuméfaction œdémateuse sans douleur spontanée et sans rougeur. La pression au contraire révélait une sensibilité très-vive au niveau de la malléole externe ; du reste les mouvements du pied étaient libres et nullement douloureux.

Le lendemain 7 décembre, la région tuméfiée présentait une couleur érysipélateuse s'étendant jusqu'au tiers inférieur de la jambe : la pression au niveau de la malléole externe donnait une sorte d'empâtement et déterminait une douleur des plus vives, qui allait en décroissant jusqu'au tiers inférieur du péroné. La douleur était absolumant limitée au péroné, l'articulation tibio-tarsienne était aussi libre que le jour précédent. Du reste, l'état général n'était pas alarmant, quoiqu'il y eût passablement de fièvre et un peu d'abattement; il n'y avait pas de douleurs spontanées. Je crus à l'existence d'une osteité épiphysaire aiguë; ce diagnostic me parut confirmé le lendemain par la fluctuation au niveau de la partie supérieure de la malléole externe.

Je revins dans l'après-midi du même jour avec M. Gosselin; une incision de 5 à 6 centimètres donna issue à une bonne cuillérée de pus bien collecté; et après avoir dû lier quelques artérioles, nous pûmes constater que l'incision avait divisé le périoste qui était décollé dans une hauteur d'au moins 6 centimètres, depuis la pointe de la malléole externe jusqu'à bien au-dessus de l'articulation péronéo-tibiale inférieure; que l'os était dénudé et présentait une surface rugueuse et un aspect terne grisâtre dans toute cette étendue.

L'incision avait été faite avec les précautions de Lister; la plaie fut recouverte d'un pansement antiseptique.

Le lendemain 9 novembre, la jambe qui la veille présentait jusqu'à son tiers moyen sur sa face externe toutes les apparences du phlegmon diffus, était revenue à son volume, la peau à sa coloration normale. Seuls, les environs immédiats de l'inci-

sion étaient encore un peu tuméfiés ; la suppuration était assez abondante : la dénudation osseuse
fut encore constatée. L'état général était presque
apyrétique ; la température, qui ne dépassa pas
38 degrés et demi, revint bientôt à son chiffre
normal.

Je pensais voir l'incision rester fistuleuse, et je
présageais la formation d'une nécrose dont l'éli-
mitation. vu son étendue, pourrait durer des mois
entiers. Je craignais même que tôt ou tard l'articulation, tibio-tarsienne ne vint à se ressentir de
ce fâcheux voisinage. Malgré les quelques efforts
que je fis pour empêcher les lèvres de l'incision du
périoste de se réunir, il n'y eut bientôt plus
qu'une plaie superficielle qui se ferma complètement du 10 au 12 janvier, et fut remplacée par une
cicatrice adhérente encore au périoste, mais qui
le 18 janvier était déjà mobile dans une partie de
son étendue. A ce moment, l'articulation tibio-
tarsienne était absolument saine, mais il n'existait aucun gonflement du péroné ; du côté de la
malléole externe, la pression n'y déterminait
nulle part de douleur ; il existait seulement un
peu de raideur des muscles péroniens dont les
gaînes tendineuses s'étaient probablement ressenti
d ela proximité d'un os atteint d'ostéité aiguë.

Le malade qui marchait depuis quelques jours,
quitta Paris à cette époque ; des nouvelles récen-
tes m'annoncent que les fonctions du membre

s'exécutent aujourd'hui aussi bien qu'aupara-
vant.

OBSERVATION IV.

Cette observation a été publiée dans les *Bulletins* et
Mémoires de la Société de Chirurgie, tome **V**, année
1879, page **368**, telle qu'elle a été rapportée par
M. VERNEUIL.

« Le 2 janvier dernier, dit M. Verneuil, je fus
demandé au Gros-Caillou, par notre confrère.
M. Frébaut, aujourd'hui député, pour voir un de
ses clients, un enfant de 14 ans, d'une belle constitution, issu de parents très-solides. — Il avait
fait 5 ou 6 jours avant une chute sur l'avant-bras.
Il éprouva dès le lendemain, et dans les jours qui
suivirent, des douleurs intolérables, accompagnées
d'un gonflement rapide. Au moment où je le vis,
l'avant-bras était très-gonflé, et l'œdème remontait au-dessus du coude. Je découvris une fluctuation tellement étendue dans l'avant-bras, que je
me demandai alors, si les deux os n'étaient pas
le siége d'une dénudation ; en tout cas, le radius
l'était. J'ouvris le long de cet os, un immense
foyer par une incision de 6 centimètres. Le radius
était complétement à nu, sauf à ses deux extrémités ; j'eus la pensée, et je fis part de ce pronostic, que l'enfant perdrait probablement son ra-

dius. Je priai mon confrère de faire prendre à l'enfant, matin et soir, un bain antiseptique, de 3 heures de durée chaque fois, j'attache à l'emploi de ce moyen la plus grande importance. Ce bain comporte 1 gramme d'acide phénique pour 1,000 grammes d'eau. En quittant le malade, j'avais dit à M. Frébaut qu'il serait probablement nécessaire de faire un drainage de la poche, et je comptais revoir l'enfant pour cela. Il n'en fut rien, et quel ne fut pas mon étonnement, un mois plus tard, de voir entrer dans mon cabinet cet enfant, conduit par sa famille. Il était guéri, sa plaie était cicatrisée, et il possédait presque tous les mouvements de la main. »

TRAITEMENT.

L'affection que nous venons de décrire jouit, disions-nous, en commençant, d'une bénignité relative, si on la compare à l'ostéo-périostite diffuse ou épiphysaire. Il ne faut pas oublier cependant qu'elle se développe chez des sujets jeunes, au moment où la période d'accroissement des os est dans la plénitude de son activité, condition qui peut rendre terrible les conséquences d'un traumatisme, quelquefois en apparence insignifiant.

« Il est très-probable, disait Broca, en 1852,

3

dans une étude sur l'ossification normale, lue devant la société anatomique de Paris, il est très-probable que les maladies des os, si communes chez les enfants, et pourtant si peu étudiées, sont influencées dans leur marché, et peut-être aussi dans leur étiologie par les conditions de l'accroissement local. »

Il ressort de ces paroles une indication capitale : ne point gêner cet accroissement local en laissant séjourner à la surface de l'os des corps étrangers, tels que du pus, des séquestres, etc.

Dans la forme aiguë (observation III et IV,) nous conseillerons donc les incisions vastes, profondes, allant jusqu'à la surface de l'os dénudé et nous favoriserons la défervescence de l'inflammation tout en prévenant autant que possible, la formation de germes putrides, par des bains locaux phéniqués, suivant la formule indiquée par M. Verneuil (1 gramme d'acide phénique pour 1000 grammes d'eau). Cette médication, aidée du repos le plus absolu, permettra de conserver au malade son membre, et de lui en rendre l'usage absolument comme avant la maladie.

Dans la forme que nous avons appelée chronique (observations I et II) nous pensons, qu'il est indiqué d'employer une méthode qui est une des plus belles découvertes de la chirurgie moderne, nons avons nommé le drainage.

Les deux incisions, sans être aussi longues que

dans le cas précédent, devront diviser le périoste de manière à mettre encore la surface de l'os à découvert. Puis alors, à l'aide d'un stylet aiguillé on passera le tube à draînage entre l'os et le périoste dans toute l'étendue, où celui-ci est décollé. On excitera le travail de réparation par des injections qui pourront être faites soit avec de l'eau alcoolisée, soit avec de l'eau phéniquée, soit avec tout autre liquide remplissant les mêmes indications.

Telle est pensons-nous, la conduite à tenir dans ces circonstances. C'est du moins celle qui paraît la plus rationnelle, et qui a donné jusqu'à ce jour les meilleurs résultats. Nous ne saurions donc mieux faire que de conseiller de ne jamais hésiter à l'employer, et de ne pas compter surtout sur les effets des pommades plus ou moins résolutives que l'on pourrait avoir l'idée d'appliquer.

Rappelons enfin, pour terminer le chapitre du traitement que si, malgré tout, on ne pouvait empêcher la nécrose de se produire, il faudrait enlever le séquestre suivant les procédés décrits dans les traités de pathologie chirurgicale.

CONCLUSIONS.

Après ce que nous venons de dire, nous croyons pouvoir donner comme conclusions les propositions suivantes, que nous donnions au début comme division de notre sujet :

1º A côté de l'ostéomyélite, de la périostite phlegmoneuse diffuse, de l'ostéopériostite épiphysaire, maladies liées au développement des os et survenant spontanément, il existe des abscès sous-périostiques traumatiques.

2º Ces abscès sont moins graves dans leurs symptômes, dans leur marche et leur terminaison. Malheureusement ils sont plus rares.

Nous voici au terme de notre travail. Nous pensons avoir établi par des faits, les propositions que nous avons émises au commencement, et nous serons trop heureux si en contribuant si peu à l'étude de cette question chirurgicale, nous avons pu mériter l'indulgence de nos juges.

Nous soumettons à leur approbation l'analyse un peu brève de quelques faits particuliers, mais dans notre science, c'est par l'étude du particulier que l'on peut arriver à la connaissance d'une loi générale. — Lallemand n'a-t-il pas dit avec raison :

« Les monographies sont d'ailleurs, comme les défrichements partiels d'un terrain immense et aride que l'on met successivement en culture; elles fécondent peu à peu le vaste domaine de la médecine ; elles en facilitent l'étude.

INDEX BIBLIOGRAPHIQUE.

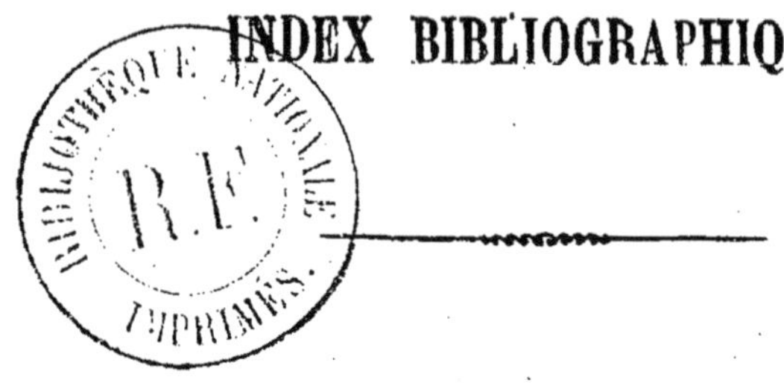

Ph. Crampton. On periostis (Dublin Hospit reports, 1848, vol. I).

Maisonneuve. Le périoste et ses maladies, thèse de concours 1830.

Gerdy. De la périostite et de la médullité (*Archives générales de médecine*, août 1853).

Bœckel. De la périostite phlegmoneuse (*Gazette médicale de Strasbourg*, 1858).

Gosselin. Ostéites épiphysaires des adolescents (*Archives générales de médecine*, 1858).

Gosselin. Leçons cliniques faites à l'hôpital de la Charité.

Augé. Abcès sous-périostiques aigüs, thèse pour le doctorat en médecine, 1862.

Masse. Abcès sous-périostiques aigüs et des phénomènes typhoïdes qui les accompagnent, thèse pour le doctorat en médecine, 1867.

Bulletins et **Mémoires** de la Société de Chirurgie pour l'année 1879).

Paris. — F. Impr. Pichon, 37, rue des Feuillantines, et 14, rue Cujas.